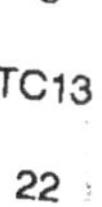

LIVRE DE BEAUTÉ

PAR

Mme ANNA RUPPERT

Tous mes efforts
tendent à faire ressortir
la Beauté de la femme
par des moyens naturels
Anna Ruppert

LE LIVRE DE BEAUTÉ

PAR LA CÉLÈBRE
SPÉCIALISTE AMÉRICAINE POUR LE TEINT

Mme ANNA RUPPERT

PARIS
Imprimerie Typographique Joseph Kugelmann, 12, rue de la Grange-Batelière.

1892

PRÉFACE

La grande presse ne manque jamais d'annoncer en ses « échos », lus du monde entier, l'arrivée à Paris des illustrations qui viennent ici demander à la vogue parisienne de sacrer, pour ainsi dire, leur universelle renommée.

Cette sanction suprême vient d'être conquise par une des plus remarquables — et des plus exquises — personnalités de ce temps.

J'ai nommé Mme ANNA RUPPERT, la fameuse conférencière américaine, auteur de la brochure que nous avons l'honneur de présenter au public et célèbre surtout par la découverte qu'elle a faite d'un incomparable Tonique pour la peau ; on lui doit aussi de précieux conseils sur l'hygiène à suivre pour éclaircir le teint et faire disparaître toutes les impuretés, au moyen de ce tonique.

Mme Ruppert est l'exposante de dermatologie la plus renommée de toute l'Amérique, et ses conférences sur la « Question de Beauté » ont fait salle comble dans tous les plus grands théâtres des Etats-Unis. Le même enthousiasme l'attendait en Europe.

La presse des deux continents a chaudement apprécié les théories et les produits de Mme Ruppert ; il suffira de jeter un coup d'œil sur les extraits de journaux reproduits dans cet ouvrage pour se rendre compte du succès qui attend son auteur au pays où, comme chez les anciens Grecs, on professe pour la beauté un véritable culte.

LA BEAUTÉ

Comment l'acquérir ?

Qu'est-ce que la Beauté ?

D'aucuns disent que c'est la Tyrannie ; d'autres disent que c'est un rare et suprême privilège, et d'autres encore prétendent qu'elle est la manifestation puissante et la splendeur de la Vérité.

Je la définis comme l'union parfaite — chez la femme — de la pureté du teint, de la fermeté des chairs, de l'élégance et de la grâce physique jointe aux délicatesses du cœur et au charme de l'esprit.

Si la Beauté n'avait été particulièrement agréable à Dieu, il n'en eût point doté la femme et il eût refusé à l'homme la faculté de pouvoir l'apprécier.

Dans la Sainte Écriture, les exemples sont nombreux où la toute-puissance de la beauté féminine est démontrée. C'est d'abord la conquête de Samson par Dalila. L'histoire de Ruth et de Noémi affirme encore cette puissance, dans une note plus délicate. Enfin, la Sainte Écriture démontre, en maints endroits, l'influence de la beauté dans la vie publique et privée. La même vérité éclate à chaque page dans l'histoire ancienne et dans l'histoire moderne. Nous y voyons quel rôle immense elle a joué dans la vie de ces célèbres femmes : Cléopâtre, Jeanne d'Arc,

Catherine II, Marie Stuart, Blanche de Castille et une longue liste d'autres dans les événements les plus glorieux de leur époque.

La mythologie a choisi Vénus comme le type accompli de la parfaite beauté, comme elle a personnifié la sagesse en Minerve.

La plus belle femme de la Grèce a été Phryné de Thespie, dans Baetia, qui demeura à Athènes. Elle avait l'habitude de se baigner sur la plage à Scion — entre Athènes et Eleusis — et quand venait la fête de Neptune, Phryné, en présence du peuple d'Eleusis, se débarrassait de ses vêtements et, laissant tomber sur ses épaules marmoréennes la lourde toison de ses cheveux d'or, elle plongeait dans la mer et prenait longuement ses ébats devant la foule en extase. Quand elle sortait des flots, le peuple criait : « C'est Vénus qui sort des eaux ! » Deux grands artistes de l'antiquité, Apelle et Praxitèle, témoins de cette scène superbe, ont immortalisé plus tard, dans la Vénus d'Aptès, le divin modèle que le hasard leur avait permis d'admirer. Le tableau d'Apelle fut connu sous le nom de Vénus Anadyomène et la sculpture de Praxitèle sous le titre de Vénus de Cnides. On prétend que la Vénus de Médicis est une copie de la Vénus de Cnides.

A toutes les époques — même en remontant aux civilisations les plus reculées — les femmes ont cherché les moyens de se rendre belles, ou, étant déjà belles, d'augmenter leur beauté et de la conserver. Aujourd'hui même, ce sentiment est tellement inné chez la femme, que la jeune fille en pension s'ingénie à se créer des attraits et à rehausser ses charmes juvéniles.

La beauté la plus noble, si elle n'est entourée de soins assidus, perd bientôt ses charmes.

Les soins à donner au teint sont un devoir pour toute femme, pour elle-même et pour ses enfants, car le bonheur de leur vie dépend souvent en grande partie du développement de leur beauté. On ne saurait trop leur répéter :

— N'essayez jamais des baumes pernicieux et des néfastes lotions annoncés par les vendeurs de médicaments brevetés; mais, pour conserver et augmenter la beauté de vos filles, ne vous écartez pas des sages conseils de quelques habiles spécialistes. Vous vous exposeriez à leur faire plus de mal que de bien.

Quelques femmes négligent après le mariage leur « apparence » de charme extérieur. J'y vois un danger. Je leur conseillerai de négliger toute autre chose et de donner la plus grande attention à la conservation de leur beauté.

— Le temps me manque, s'écrie-t-elle, je suis tellement occupée avec mes enfants.

C'est là l'excuse la plus commune. Eh bien, je le répète, mieux vaut négliger autre chose que le soin d'être belle, tout au moins de le paraître. C'est la seule manière de rester chérie de votre mari. Les hommes se hâtent de rentrer au logis pour y retrouver le sourire séduisant de la compagne pure et douce; mais si la femme est négligée et mal soignée, ils rechercheront les plaisirs hors de maison.

Une belle femme est admirée de tout le monde; elle se fait adorer de son mari, elle fait sa joie et son orgueil. Encore une fois, mesdames, je vous crie cet avertissement : Efforcez-vous d'être belles si vous voulez régner en souveraines dans vos familles heureuses.

Quelques femmes font grande toilette pour des occasions spéciales, négligeant leurs « apparences » aux jours ordinaires. C'est là une erreur qu'il faut réprimer. Pourquoi ne pas se soigner tous les jours? Un mari est toujours fier d'une belle femme dont la toilette rehausse le charme. La récompense n'en vaut-elle pas la peine? N'appréciez-vous pas un baiser ou un sourire heureux de votre époux lorsque, sa journée faite, sa tâche laborieuse accomplie, il se rend auprès de vous?

En vérité, si vous voulez tenir toujours votre mari sous le charme, soignez sans cesse votre toilette et surtout ne négligez rien de ce que vous conseille la dermatologie pour conserver et rehausser l'éclat de votre teint.

Le Teint

La fraîcheur du teint, sa pureté, sa transparence sont les principaux charmes de la beauté. L'idéal est d'avoir une peau ferme, mais douce, ayant le duveté du velours. Les plus grands ennemis d'un beau teint sont l'ennui, l'anxiété et la mauvaise humeur. Certes, nous avons tous nos ennuis, mais nous ne devons pas leur permettre de nous rendre de mauvaise humeur, si nous désirons conserver la fraîcheur de notre teint. Il faut dormir bien, soigner sa nourriture et prendre le monde comme on le trouve. De l'air frais et beaucoup d'eau froide sont d'excellents toniques pour la peau.

Il est des dames si délicates qu'elles ne supportent pas le grand vent, qui leur cause une réelle souffrance. A celles-là, je conseillerai des sorties régulières mais courtes, à cheval ou en voiture, ou même à pied, jusqu'à ce que l'épiderme se soit endurci au contact du vent et du froid.

Certains écrivains et certains médecins conseillent l'usage de l'eau chaude pour la figure et les mains. Je vous poserai quelques questions à ce propos :

— Si vous sortez après vous être lavé le visage à l'eau chaude, ne vous sentez-vous pas, au contact de l'air, la figure tirée et l'épiderme attendri ? Au contraire, lavée à l'eau froide, la peau n'est-elle pas ferme et brillante, et ne prend-elle pas un heureux coloris dès qu'elle est exposée à l'air ?

Beaucoup de dames disent : « L'eau chaude est indispensable pour adoucir la peau. » Ceci est le résultat d'une ignorance dangereuse : elles ne se rendent pas compte de la nature de l'épiderme. Il est impossible d'avoir un beau teint si la peau est molle, parce qu'elle est bientôt ravagée par les rides. Les rides sont l'épouvantail de toutes les femmes. Donc, si vous désirez éviter les rides ne vous servez jamais d'eau chaude.

Encore une chose dont on doit se garder, c'est de manger à l'excès. Trop manger donne à la peau une apparence dure et masculine. Les personnes dont la peau est trop vivement colorée, devraient éviter de manger des viandes riches et des boissons stimulantes. Dans tous les cas d'altération de l'épiderme, mon Tonique est de grande valeur pour embellir la peau. Une ou deux applications par jour suffiront pour rafraîchir les tissus, raffermir l'épiderme et rendre au teint sa finesse, sa fraîcheur, son velouté.

Les qualités du Tonique pour la peau

Le Tonique pour la peau est garanti absolument efficace pour faire disparaître complètement, naturellement et sans douleur, les taches de rousseur, le hâle, la pâleur, bolbos, couperose, eczéma, acné, aussi bien que les rides (sauf celles bien entendu qui sont le résultat de l'expression du visage). Il est particulièrement bienfaisant pour les teints délicats et absolument indispensable si l'on désire conserver la beauté primitive de la figure, car il rehausse le coloris naturel, empêche toutes décolorations, prévient les taches, conserve la peau en état sain et maintient le teint clair, doux et fin. C'est un préservatif absolu contre le hâle et les brûlures du soleil, aussi bien que contre les gerçures et autres désagréments causés par les morsures du vent. Des milliers de dames du monde attesteront la vérité de ce qui précède.

Ce n'est pas mon habitude de me servir des milliers de certificats qui m'ont été adressés sans sollicitation, car la question est délicate pour une femme ; mais s'il existe des incrédules ils pourraient passer chez moi, où ils verront des lettres de toutes les parties du monde attestant le vrai mérite de mon Tonique. Je me sers des lettres parce que ces dames ont été exhibées, et avec leur consentement. Je suis heureuse de dire que ces dames sont désireuses de donner des renseignements à toute personne qui voudraient bien leur écrire.

Bath-on Hudson, Albany N. Y., le 23 juillet 1889.

Ma chère Madame RUPPERT,

Après mon arrivée ici, j'ai pensé qu'on pourrait passer chez vous et contester le fait que j'y avais été exhibée comme vous l'avez annoncé. Pour cette raison je vous écris cette lettre, que vous pouvez faire voir. Je désire dire que pendant 23 ans j'ai été couverte de taches de rousseur les plus foncées possible, non produites par le soleil, mais dans la vraie peau. Depuis mon enfance ma mère essayait de les enlever, des médecins ont essayé également avec des médicaments de toutes sortes mais sans aucun succès. Un traitement de trois semaines avec votre Tonique pour la peau a entièrement éclairci un côté de ma figure, au grand étonnement de tous mes amis. Puis, le Tonique a non seulement éclairci un côté mais la figure entière, le cou et un bras; je laisse l'autre bras dans son état primitif comme souvenir. Si grand est le changement que mes amis me reconnaissent à peine; ma peau est douce et fine et je considère votre Tonique comme une bonne aubaine. Au cas où quelqu'un serait incrédule on pourrait s adresser à moi. No. 5, Wynona Street, Brooklyn; je leur répondrai avec plaisir. — Avec mes amitiés, SADIE CUMMINGS.

L'adresse actuelle de Madame Cummings est à Meridian, Miss.

730, East Ninth Street, New-York, le 1er août 1889.

MADAME A. RUPPERT,

Chère Madame,

Je peux vous écrire aujourd'hui à propos de l'effet bienfaisant de votre Tonique merveilleux. Quand j'en ai commencé l'emploi, ni mon père ni ma mère n'y avaient confiance; ils pensaient qu'après des traitements de quatre ans et demi par les meilleurs médecins dans les hôpitaux, et avec toutes sortes de médicaments chez moi, sans résultat, on ne pouvait me guérir. Un traitement de cinq semaines m'a guéri de la maladie terrible d'eczéma, bolbos, etc. Mes parents et moi nous n'oublierons jamais votre excellent remède, et je le recommanderai chaque fois que j'en aurai l'occasion. Je suis heureuse de vous dire que je puis maintenant sortir sans voile, ce que je n'avais pas fait depuis des années, et que ma peau est en très bonne condition. J'atteste avec plaisir que votre Tonique est merveilleux. JULIA E. JOYCE.

Ce Tonique diffère absolument de tous Baumes, Crèmes, Lotions, etc., en ce qu'il ne demande pas un usage continu, mais guérit complètement, et la guérison est permanente. Ce n'est pas un fard; il ne se remarque pas sur la figure après l'application, mais c'est un tonique parfait pour la peau (appliqué une ou deux fois par jour). Il faut ordinairement de vingt à soixante jours pour bien éclaircir le teint, et pendant ce temps on se sert d'une à trois bouteilles de Tonique. Il est garanti inoffensif, ne contient ni arsenic, plomb, bismuth, soufre, chaux ou autre chose de nuisible à la peau. Il a toujours un effet salutaire.

Il ne faut pas entendre que le Tonique détruit la couleur saine ou produit une apparence de pâleur, mais au contraire il fait revenir la couleur naturelle, il est d'une parfaite innocuité et positivement salutaire au teint le plus délicat. Je dois ajouter qu'il est aussi efficace pour les messieurs que pour les dames.

On peut s'en servir pendant toute sa vie sans avoir à redouter aucun effet nuisible, même si l'on en fait un usage continuel, ce qui n'est pas nécessaire, car l'effet sur le teint, une fois éclairci, reste inaltérable pendant de longues années.

On n'a qu'à étudier les lois physiologiques de la nature pour s'assurer que le sang, afin de se purifier, rejette constamment ses impuretés par les pores de la peau. Comme ces impuretés sont chassées par pression, on verra que la nature est admirablement aidée par le fait que nos vêtements se trouvant en contact avec l'épiderme, produisent une friction continuelle qui enlève la cuticule morte et ainsi laissent libres les pores pour le passage des impuretés du sang. Ceci pour le corps; mais la figure n'a pas cette aide, rien ne l'assiste pour rejeter ces impuretés; au contraire, elle est continuellement exposée au vent et à l'usage des poudres, qui produisent une callosité qui referme les pores; par conséquent, presque toutes les taches de la peau en sont le résultat, sauf celles d'une nature scrofuleuse ou causées par l'empoisonnement du sang ou des *nœvi*.

Le Tonique, découvert entièrement par Mme A. Ruppert, est appliqué extérieurement et a sur la figure le même effet que la friction de nos vêtements a sur nos corps, enlevant doucement la surface morte de la cuticule qui couvre les pores, vidant les pores des éléments empoisonnés qui les remplissent et les laissant propres avec un libre passage pour les impuretés du sang, qui, comme on a déjà remarqué, doivent être exsudées du sang par les pores de la surface de la peau.

Le Tonique pour la peau produisant cette action et cet effet, ne peut manquer de purifier n'importe quel teint et lui rendre la fraîcheur naturelle de la jeunesse, de sorte que les plus indifférents ou les plus sceptiques ne peuvent qu'en apprécier les avantages. Un éclaircissement de la peau par le Tonique dure jusqu'à ce que la cuticule morte se soit accumulée de nouveau et que les impuretés se soient de nouveau amassées sous la peau, ce qui prend ordinairement plusieurs années.

Les ingrédients dont se compose le Tonique pour la peau sont des substances simples et des remèdes efficaces tels qu'en ordonnent les médecins éminents pour les maladies de l'épiderme. Les bons effets de mon Tonique proviennent de la façon particulière dont je mélange ces diverses substances et dont je les dose. Voilà mon secret révélé par moi-même. Pendant des années avant de vendre le Tonique, je m'en suis servi personnellement avec un très grand succès. C'est le remède de la Nature, inoffensif, mais tout-puissant, des pustules, bolbos, boutons, eczéma (des rides qui ne sont pas causées par l'expression faciale), et enfin de toutes décolorations ou taches. Il laisse la peau fine et ferme et à l'épreuve du soleil ou du temps, l'empêchant ainsi de bronzer ou d'être brûlée par le soleil. Je le répète : des milliers de dames du plus grand monde témoigneront de la vérité de ce qui précède.

Le Tonique Ruppert pour la peau est vendu en flacons de 8 onces avec bouchon en verre, le nom et l'adresse soufflés dans le verre, libellé avec un fac-similé de la photographie et la signature de Mme A. Ruppert de Londres et Paris. Le Tonique n'est jamais vendu en paquets, ni en d'autres flacons ou avec d'autres étiquettes ni par mes agents ni par les pharmaciens. Prix : le flacon, 13 fr. 50; trois flacons (le nombre généralement nécessaire pour éclaircir le teint) achetés ensemble, 32 francs. Expédié dans toutes les parties du monde, soigneusement emballé, avec enveloppe blanche, contre remise du prix. Envoyer seulement mandat-poste ou chèque par lettre recommandée, à Mme Anna Ruppert, la célèbre spécialiste américaine pour le teint, 17, rue de la Paix, Paris.

Démonstration

Aucune autre préparation connue pour la peau n'a obtenu la prééminence, n'a vu ses qualités aussi honnêtement prouvées que le Tonique de Mme A. Ruppert. Au commencement du mois de juin 1889, cette spécialiste entreprenante a eu l'idée, pour donner une preuve concluante, de prendre deux personnes affectées de taches horribles sur la peau, d'éclaircir un côté de la figure à la fois par le Tonique, laissant l'autre dans sa condition originelle, et d'inviter le public à les examiner avant, pendant et après le traitement. Mlle Julia Joyce, demeurant nº 730 E. 9 th Street, New-York, était atteinte depuis quatre ans et demi d'un eczéma aggravé de boutons, bolbos, etc.; plusieurs médecins et internes des hôpitaux avaient essayé de la guérir par divers médicaments, cela sans succès. L'usage du Tonique pendant trois semaines a fait disparaître d'un côté de sa figure toutes ces taches; des milliers de personnes sont venues voir ce changement merveilleux. Cette dame est aujourd'hui guérie complètement et d'une manière permanente, et raconte sa guérison à qui veut l'entendre, et Dieu sait avec quelle joie!... Mme Sadie Cummings, Wynona Flats, Wynona Street, New-York, avait de vraies taches de rousseur (les plus foncées que Mme Ruppert ait jamais vues) depuis vingt-deux ans. Rien de ce qu'elle avait essayé ne l'avait guérie. Le Tonique a été appliqué d'abord au côté droit de la figure et au bras gauche. En deux semaines les taches de rousseur avaient disparu. Ensuite on a éclairci le côté gauche de la figure, et cette dame a aujourd'hui une peau parfaite. Elle garde toujours les taches foncées de rousseur sur le bras droit; elle a voulu les conserver comme souvenir du grand service que Mme Ruppert lui a rendu.

Plus de 5,000 personnes ont passé chez Mme Ruppert avant, pendant et après le traitement, Elles ont vu Mlle Joyce et Mme Cummings et peuvent certifier la vérité de ces faits. Avis du traitement, guérison, etc., avec invitation au public d'y assister, fut donné, à différentes reprises, pendant Juin et Juillet 1889, dans les journaux de New-York, *World*, *Press*, *Telegram* et *Journal*.

Pendant l'année 1891, Mme Ruppert a traité plusieurs personnes de la même manière à Londres.

Depuis cette époque jusqu'à ce jour, Mme Ruppert a montré plus de douze personnes avec un côté de leur figure éclairci par l'usage du Tonique pour la peau. Elle va en donner des expositions aussi à Paris.

Mme Ruppert a donné des conférences sur le teint dans toutes les principales villes d'Amérique et d'Europe. Elle a toujours un grand public et donne à ses auditeurs des démonstrations pratiques extrêmement intéressantes. Si elle donne une conférence dans votre ville, ne manquez de l'entendre. Lisez du reste ce que dit la presse du pays sur cette autorité éminente.

Opinion de la Presse

Du *New-York World*, le 27 mai 1889.

« Des centaines de dames n'ont pu trouver place dans le Théâtre de la Cinquième Avenue, hier soir, à la conférence donnée par la célèbre spécialiste pour le teint, Mme Ruppert, qui, avec un sang-froid parfait, a donné à ses auditeurs des suggestions utiles et lucides à propos des soins de la peau. Mme Ruppert est une blonde très gracieuse qui a su gagner la sympathie de l'auditoire dès le commencement, etc. »

New-York Press, le 27 mai 1889.

« La scène du théâtre de la Cinquième Avenue était occupée hier soir par onze jeunes femmes, les unes plus belles que les autres, et sept membres du sexe opposé examinaient leurs figures pour voir laquelle avait le plus beau teint. Toutes étaient merveilleuses. C'est une preuve éclatante des résultats extraordinaires obtenus par l'intelligence et les études de la grande spécialiste, Mme Anna Ruppert, qui venait de terminer une conférence intéressante sur la beauté du teint. Mme Ruppert elle-même est une personne d'une extrême beauté; quant à son teint, qui est une merveille de fraîcheur, c'est la meilleure preuve du bien que fait son système de traitement pour la peau. Elle est de taille moyenne, bien proportionnée et très gracieuse. Des applaudissements unanimes ont salué son entrée sur la scène; elle a immédiatement conquis son auditoire par son éloquence douce et convaincante et sa grâce très suggestive; contre mon attente, elle n'a pas une fois parlé de son merveilleux Tonique pour la peau; mais elle a donné des renseignements bien utiles et a prouvé sa parfaite connaissance du sujet qu'elle traitait. Nul doute que la plupart des dames qui l'ont applaudie n'aillent lui rendre visite chez elle. Mme Ruppert était habillée en noir; une robe collante, mais très élégante, dont les seuls ornements étaient une rose thé et quelques brillants, c'est une des plus élégantes toilettes que j'ai vues pendant cette saison. Je cite ici pour mes lectrices quelques conseils recueillis de la bouche même de cette autorité éminente qui a obtenu un si grand succès en montrant au public qu'elle est capable de tenir largement les promesses contenues dans ses annonces, etc. »

Du *Chicago Tribune*, le 13 avril 1890.

« Cette éminente spécialiste pour le teint mérite, sans aucun doute, la haute réputation et les patronages nombreux qu'elle a obtenus du public de Chicago par son célèbre Tonique pour la peau. »

Du *Philadelphia Times*, le 26 février 1890.

« Ni la Patti, ni Mme Laugtry n'ont jamais attiré une aussi grande assemblée que l'a fait Mme Ruppert quand elle a donné hier, au théâtre de Chestnut Street, une conférence sur « le Teint ».

Du *Boston Traveller*, le 18 avril 1890.

« Une conférence sur « les moyens d'être belle » par la spécialiste célèbre pour le teint, Mme Ruppert, de New-York, a attiré une grande et élégante assistance hier au Tremont-Temple, etc. »

La Presse de la Grande-Bretagne

Que les femmes s'intéressent énormément à cette question primordiale de la beauté du teint ! Ceci a été prouvé encore une fois, car beaucoup de dames de tous âges ont rempli le théâtre Princess le 15 décembre, pour entendre la Conférence de Mme Anna Ruppert, la célèbre spécialiste pour le teint, contre l'usage des fards. Mme Ruppert n'a pas besoin d'autre réclame que sa propre figure, avec sa peau si ferme et son teint si parfait. Elle est si sincère dans sa croisade contre les fards et les poudres qu'elle n'a pas même besoin de l'éloquence dont elle est si heureusement douée.

Comme la plupart de ses compatriotes, Mme Ruppert porte la toilette avec autant d'aisance qu'elle sait enlever un bouton de la figure ou faire revenir à sa blancheur originelle un nez rouge. Les rides — elle veut bien l'admettre — sont les seules ennemies qui l'ennuient. Une fois ridée, la peau ne revient jamais à sa fraîcheur primitive, mais même dans cette triste vérité il y a une compensation. C'est celui offert par la femme de dispositions joyeuses, vivace de nature, qui rit, qui trouve tout le plaisir possible dans la vie et dont la peau se ride, et par la femme de tempérament froid qui ne trouve que peu d'agrément dans l'existence, mais qui conserve une peau lisse et unie jusqu'à la fin.

Mme Ruppert n'ennuie pas son auditoire en s'étendant trop longtemps sur la même question. Comme un papillon change de fleurs, elle change incessamment de sujets. Tantôt elle s'arrête sur un nez rouge, elle met le doigt sur une tache de rousseur ou un grain de beauté ! Mais, plaisanterie à part, nous ne pouvons que l'applaudir pour le courage de son attaque contre la façon dont les femmes se fardent aujourd'hui. Elle a particulièrement appuyé sur la folie des femmes qui teignent leurs cheveux ; et des applaudissements nourris l'ont salué quand elle a remarqué que quelque désagréable que puisse paraître la couleur de certaines chevelures, si elles sont bien soignées, elles sont infiniment préférable aux perruques jaunâtres, rousses et bronzées que les femmes d'aujourd'hui s'imaginent être attrayantes et croient que le public les prend pour naturelles.

Sur la demande de Mme Ruppert, plusieurs personnes lui ont posé des questions sur divers sujets.

Les réponses furent sérieuses ou satiriques, selon la nature des questions. A cette question : *Doit-on laver la figure avec de l'eau chaude et du savon ?* Mme Ruppert, répondit que l'eau chaude est mauvaise pour le teint, et que si on se sert de savon on ne devrait s'en servir qu'une fois par jour, et cela de préférence le soir. Mme Ruppert elle-même se lave la figure avec du savon avant de se coucher, et l'essuie bien, puis la frotte avec un chamois. — (Extrait du *Ladys pictorial*, le 26 décembre 1891.)

CONFÉRENCE DE MADAME ANNA RUPPERT

Il est à douter si le programme le plus attrayant d'une matinée aurait attiré une plus grande et plus élégante assistance au théâtre Princess, que celle qui s'est assemblée le 15 pour entendre la Conférence de Mme Anna Ruppert, la spécialiste américaine pour le teint. Malgré la boue dans les rues, l'espèce de *brouillard écossais* et la pluie qui ne cessait de tomber depuis le matin, la salle était remplie comme pour une grande première.

Mme Ruppert paraissait particulièrement fraîche et brillante dans une élégante robe de brocart héliotrope, le corsage presque caché par une large ceinture de satin rose. La traîne était relevée d'un semis original de tulipes. La nuance héliotrope qui ne sied guère à la plupart des femmes paraissait discrètement rehausser le teint frais et rose de la belle conférencière.

Mme Ruppert parlait avec cette confiance que donne la parfaite connaissance de son sujet, et on l'écoutait avec la plus grande attention. Elle attaqua tout d'abord l'usage des fards, qu'elle désapprouve absolument, assurant à son auditoire que loin d'être une aide à la beauté, ils sont positivement nuisibles. Pour les rides — dit-elle — elles sont malheureusement inguérissables, mais elle consola spirituellement les dames en leur assurant qu'elles étaient une preuve d'une heureuse disposition ; que les femmes, généralement plus impressionnables et plus démonstratives que les hommes, riaient plus souvent et certainement parlaient davantage. Donc, elles avaient plus grande chance d'avoir des rides et des pattes d'oie !

Du commencement de sa conférence jusqu'à la fin, Mme Ruppert a tenu son auditoire sous le charme.

Mme Ruppert a terminé par des conseils excellents que nous sommes obligés d'omettre faute de place, d'autant plus qu'ils ne se rapportent ni aux fards ni au teint. Mais ce qui fera probablement le plus de plaisir à nos lectrices, c'est que Mme Ruppert est prête à recevoir des dames chez elle, et à répondre à leurs questions confidentiellement, soit personnellement, soit par correspondance. — (Extrait de *The Lady*, 24 décembre 1891.)

FEMMES SANS FARDS

Toutes les places au théâtre Princess étaient occupées mardi passé à l'occasion d'une conférence donnée par Mme Ruppert, la spécialiste pour la peau (du n° 89, Regent Street), et traitant la question de *Femmes sans fards*. A partir de trois heures, l'orchestre a joué les meilleurs morceaux de son répertoire, y compris plusieurs sélections de *Cléopâtre*. Au lever du rideau, tout le monde était enchanté. Une longue table Louis XVI, couverte de fleurs et de guirlandes partant de chaque côté, occupait la scène. Mme Anna Ruppert arrivait, portant une robe de soirée exquise, en brocart couleur pêche, à longue traîne. Sa grande médaille d'or était placée sur le corsage et la robe garnie de bouillonnés de la même nuance que la traîne.

Mme Ruppert parle sans notes, et avec un sang-froid admirable. Elle a commencé par emprunter le programme de l'un des assistants pour ne pas manquer de suivre l'ordre indiqué pour son discours. La majorité de l'auditoire appartenait au beau sexe ; aussi les applaudissements ne furent-ils pas très nourris au début. Car il était possible que les assistantes étaient peu contentes d'entendre dire que soixante-quinze sur cent femmes se servent de fards. Elle déclarait carrément que ceux-ci sont absolument nuisibles à la peau, et que malgré qu'un homme puisse à l'occasion admirer en société une femme peinte, il ne saurait voir sa femme et ses filles maquillées, et donnerait toujours la préférence à un teint clair et naturel qui, moyennant des soins, peut toujours être facilement assuré. Parlant des rides, Mme Ruppert déclarait qu'elles étaient attribuables aux mouvements faciaux ; que la femme pâle et rigide peut leur échapper, tandis que la rieuse doit forcément devenir leur victime. Qu'au moyen de lotions on pouvait enlever l'apparence des bouffissures de la peau sous les yeux ; mais non pas les rides. La peau se compose de trois couches, et c'est la cuticule extérieure qui est visiblement affectée. Les éruptions de la peau procèdent d'un sang appauvri et impur qui rejette les impuretés à la surface; mais elles peuvent être guéries en ouvrant les pores de la peau. Les nez rouges sont causés par l'abondance du sang sur la surface et exigent également la dilatation des pores. Mme Ruppert n'est pas partisan du massage de la figure, qu'elle croit apte à rendre la peau molle et flasque; elle a complété son idée en demandant quel serait l'effet sur une toile ou un morceau de soie qui serait durement frictionné?

Pendant qu'on lui préparait différentes questions, plusieurs bouquets ont été présentés à Mme Ruppert. A toutes les questions elle a répondu avec un tact bien féminin. Pour la figure, elle donnait la recette suivante : pour une livre de farine : un quart de livre d'oxyde de zinc, et la même quantité de chaux précipitée. Elle s'est déclarée en faveur d'une alimentation végétale, mais impuissante à donner à une femme de quarante-cinq ans l'apparence d'une femme de vingt-cinq; néanmoins, elle pourrait promettre à une personne en bonne santé la fraîcheur du teint d'une jeune fille de quinze ans. Les graisses sont mauvaises, remplissant les pores de la peau, qui devrait être ferme en même temps que douce. De l'eau froide devrait être employée de préférence à l'eau chaude; ne vous servez jamais du savon qu'une fois par jour, avant de se coucher, il doit être enlevé soigneusement et la figure frottée énergiquement avec une peau de chamois. Pour les cheveux, Mme Ruppert répudie les teintures et les eaux, qui blanchissent et stérilisent le cuir chevelu, que l'on doit tenir bien propre et les cheveux coupés au bout seulement; on peut employer un tonique de temps en temps. Un mélange de Bayrhum et sel est bon. Mme Ruppert recommande aux femmes de marcher d'un pas élastique et de conserver un port digne. — (Extrait de *The Queen*, 19 déc. 1891.)

AUTOUR DE LA VILLE

Quelle journée! De la pluie! de la boue! Les seules personnes qui paraissent heureuses sont les cochers de fiacre. Rien, cependant, n'enlevait le courage de la foule élégante qui se pressait au théâtre Princess, mardi dernier, pour entendre la causerie de Mme Ruppert sur les « Femmes sans fards ». La salle était bondée. Tout le monde paraissait avoir oublié la pluie en entendant la voix sympathique de la charmante Américaine. La musique était excellente et il y avait une abondance de fleurs. Mme Ruppert, gracieuse et souriante, portait une robe magnifique en brocart héliotrope ornée de perles et une ceinture de soie couleur ambre.

Elle nous expliquait comment conserver un beau teint si nous en avions, et si non, comment l'obtenir. Elle prêchait contre les fards, les poudres et le maquillage en général et en faveur de l'eau pure pour bien laver la figure. Les messieurs ont applaudi quand la conférencière a condamné le maquillage qu'ils pourraient admirer peut-être, a-t-elle dit, chez les femmes et les sœurs d'autrui, mais non pas chez les leurs. Les dames se promettaient de rentrer chez elles et, le jour même, de se servir de beaucoup d'eau et de savon, puis de se frotter la figure avec une peau de chamois pour voir s'il serait possible de faire atteindre à leur peau la perfection de celle de Mme Ruppert.

La guérison des rides causées par l'habitude bien féminine de trop parler ou par l'émotion, Mme Ruppert admet très franchement que l'on reste désarmé contre les rides. Elle laisse la belle assurance d'une guérison impossible à ces empiriques brevetés qui promettent beaucoup plus qu'ils ne peuvent faire. Elle causa du massage, de l'emploi de l'eau chaude, des émollients et de tous les éléments de « l'école de l'adoucissement », mais en prétendant toujours ne pas y croire. Ce qu'elle désirait faire, c'était d'affermir la peau et d'en dilater les pores. La première partie de sa conférence s'est terminée au bruit de longs applaudissements. Pour se reposer, Mme Ruppert a répondu à des questions posées par les assistants. Il y en avait de curieuses, d'impertinentes et de fort amusantes. A toutes elle trouvait instantanément la réponse précise, donnant en plusieurs cas des conseils très pratiques à propos des nez rouges, des peaux tachées, des teints pâles, etc.. Mme Ruppert affirmait pouvoir guérir ces diverses affections. Pour terminer, Mme Ruppert a fait quelques observations sur les qualités physiques et mentales que devrait posséder la « vraie femme », observations qui ont été écoutées avec une attention qui prouve avec quel sincère intérêt les auditeurs suivaient cette question. A la fin de sa conférence admirable et appréciée de tous, Mme Ruppert a reçu une véritable moisson de bouquets et de couronnes de fleurs. — (Extrait du *Standard* 24 déc. 1891.)

« Peindre ou ne pas peindre », telle était la question importante qu'on a discutée dans une matinée pour les dames au théâtre Princess, par une réformatrice américaine, Mme Anna Ruppert. La foule qui était nombreuse a prouvé la grande importance qu'elle attachait à cette question pour la partie la plus gracieuse de la race humaine, et son grand désir d'apprendre tout ce que les experts peuvent leur dire quant à l'augmentation des charmes de la nature.

Le sujet du discours : « Comment se passer de fards ? », a été discuté scientifiquement. La conférencière était la plus belle preuve de l'exacte vérité de ce qu'elle avançait. Elle portait une belle robe héliotrope — couleur si difficile à porter en général — mais qui ne faisait que rehausser son teint éclatant et merveilleux, etc. — (Extrait du *Daily Telegraph*, 16 décembre 1891.)

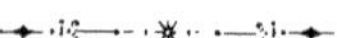

La place manque, il faudrait de gros volumes si l'on voulait reproduire les élogieux articles publiés sur les deux continents par tous les journaux et magazines. Articles dont il ressort que Mme Anna Ruppert est une conférencière célèbre dont le mérite est indéniable.

Le Visage et les ablutions

Il n'y a rien qu'on admire tant chez la femme qu'un joli visage. Les joues doivent être rondes et roses, le front blanc et lisse, le menton ferme et bien arrondi et le nez — il existe à propos du nez tant d'avis différents que je vous laisse une liberté d'opinion absolue. — Quand vous découvrez que votre figure manque de certaines perfections, ne désespérez pas. En ce siècle de progrès il n'y a point d'excuse pour une femme à n'être pas absolument agréable à voir ; la laideur aujourd'hui est seulement une preuve que telle femme néglige sa personne et, sans amour-propre, n'a pas le désir même de le paraître. Décidez-vous à étudier, travaillez à effectuer les améliorations faciales désirées, et à atteindre à ces mille détails, à ces perfections, à ces raffinements qui sont les accompagnements indispensables d'une jolie figure. Etudiez ce que j'ai écrit à propos du Tonique pour la peau et essayez-en.

On doit bien savonner le visage au moins une fois par jour. Il est bon de se laver soigneusement avant de se coucher, en se servant pour cette ablution de savon pur et d'eau froide; essuyez vivement avec une serviette dure pour produire une friction, essuyez ensuite avec un chamois. En se levant, faites une large ablution faciale avec de l'eau froide et essuyez comme il est dit. Ne vous servez jamais d'eau chaude, car elle tire et ramollit les tissus et extrait l'huile naturelle si nécessaire à la santé de l'épiderme, qui se trouve bientôt horriblement altéré par des rides, comme il est expliqué dans un autre chapitre. Mon savon est un mélange (non bouilli) d'huile pure d'amandes douces et de cire. C'est le seul savon fabriqué avec ces substances à l'état absolument pur; il possède des qualités toutes spéciales et très salutaires pour l'hygiène de la peau. Un seul essai suffit pour éprouver ses effets bienfaisants.

Les Lèvres

Pour être conformes aux lois de la beauté parfaite, les lèvres ne devraient être ni trop minces ni trop épaisses. Quand la bouche est fermée les lèvres doivent se joindre en ayant l'air d'esquisser une moue, la lèvre supérieure ayant la courbe gracieuse connue sous le nom de « l'arc de Cupidon ». Dans la Guinée les femmes se servent de moyens artificiels pour grossir les lèvres. La couleur des lèvres doit allier à la fois le pur vermillon et le tendre incarnat. Quand on rit, elles doivent s'écarter assez pour laisser apercevoir l'émail de quatre ou cinq des dents supérieures. Comme la peau des lèvres est très mince, elles sont sujettes aux gerçures et à des affections assez nombreuses. De mauvaises habitudes sont pour beaucoup dans la condition hygiénique des lèvres. Quelques personnes ont ce tic pernicieux de les mordre, ce qui provoque l'enflure, produit des plaies disgracieuses; puis, finalement, les rend dures et y amène des croûtes d'un affreux aspect. Ceci est plus dangereux qu'on ne le pense, et l'on doit immédiatement cesser cette mauvaise habitude, ou la beauté des lèvres sera perdue pour toujours. A un certain âge on peut améliorer parfois la forme des lèvres au moyen de pressions; mais à partir du moment où l'on devient femme il n'est pas facile de corriger la courbe des lèvres; par conséquent il vaut mieux s'y prendre à temps. On doit surtout surveiller les enfants et réprimer chez eux les mauvaises habitudes avant qu'il ne soit trop tard. L'habitude de mettre les doigts dans la bouche — si commune chez les enfants — défigure sûrement la forme des lèvres. Mon émollient sera trouvé très bon pour des gerçures, plaies de fièvre, boutons et autres affections des lèvres.

Ceux qui désirent voir leur bouche refléter une agréable expression auront à s'exercer devant le miroir. « Le mot papa imprime aux lèvres un tour charmant », dit Mme Général dans *Little Dorritt*; « Papa, potatoes, prunes, pommes et prismes sont des mots excellents à prononcer, vous devriez les répéter avant d'entrer dans un salon. » Je ne conseille à personne d'adopter sérieusement cette plaisanterie du grand romancier, mais pour rehausser la beauté on doit s'appliquer à imprimer au visage une expression ouverte et joyeuse. C'est pour nous un devoir social que de recevoir nos amis avec une figure souriante, et quand on a toujours eu cette habitude, on peut être certain que le regard s'arrête avec plaisir sur notre visage.

Il y a des personnes qui, par maussaderie ou sous l'influence de cette forme de l'égoïsme que l'on appelle le spleen, se donnent habituellement un air de « mélancolie ». Il en résulte une coloration verte et jaune qui détruit absolument la beauté de la figure et lui donne une expression insipide.

Les Rides

Nous savons tous que, au fur et à mesure que les années s'écoulent, nous devons nous foncer sous la fatigue des soucis et des luttes. En tête des premiers signes de cette décadence, nous placerons les lignes tracées par l'implacable pinceau du temps sur le front, les tempes et autour des yeux. Toute femme tient les rides en horreur, et c'est avec désespoir qu'elle en remarque dans son miroir la première apparition. On ne peut, hélas ! arrêter la marche des années. Or, avec l'âge, la circulation devient plus lente, la sensibilité cutanée s'affaiblit, la vigueur diminue et la peau, manquant de sève, n'a plus le pouvoir de maintenir sa fraîcheur juvénile. Certains tempéraments ne peuvent résister à la sénilité et succombent plus tôt que d'autres. Quelques-unes s'en consolent pour ainsi dire et se résignent à la vieillesse : ce sont les plus sages.

Celles qui désirent rester jeunes peuvent, dans une certaine mesure, le faire. D'abord il ne faut pas penser que vous vieillissez. Menez une vie jeune, — ce qui tend à maintenir la beauté de la jeunesse. Il n'est pas nécessaire pour une femme d'adopter les allures de la vieillesse. Les femmes grasses, d'habitude, affichent moins leur âge que les maigres. Un air de vieillesse anticipée est souvent le résultat d'une longue maladie, d'une grande douleur, etc.

Donc, il faut être généreux envers vous-même. Tâchez de mener une vie de distractions ; cela vaut mieux, même en cas de grand chagrin.

On essaye plusieurs remèdes pour faire disparaître les rides ; je ne présenterai que ceux que je considère comme inoffensifs. Mon Tonique pour la peau ne fera pas disparaître les rides qui — comme je l'ai dit déjà — sont le résultat de la vieillesse, mais il rendra des forces aux muscles fatigués, donnera du ton aux tensions dermiques et empêchera les rides, surtout si l'on a la précaution de s'en servir à temps. Mon Tonique fera disparaître les petites rides traîtresses connues sous le nom de pattes d'oie, et rendra l'apparence de la jeunesse aux femmes qui commencent à montrer les tristes signes des ravages du temps.

Les Taches

Les taches et la décoloration de la peau sont causées par les impuretés rejetées par le sang, très souvent pendant des cas de constipation, des maladies de foie, etc.; mais, une fois passées dans les tissus, elles ne peuvent être enlevées que par un traitement externe; quelquefois, elles sont d'un jaune clair; d'autres fois, presque noir; d'autres fois encore, elles sont plus claires que la peau qui les entoure. Dans ce dernier cas, la matière colorante de la peau est détruite et ce n'est qu'avec difficulté qu'on arrive à la restaurer. On peut faire disparaître ces désordres par l'usage de mon Tonique.

Poils Superflus

Rien n'est plus disgracieux et plus désobligeant pour une femme que d'avoir sur le visage des poils nombreux qui la défigurent. Je regrette de dire que jusqu'à présent on n'a rien découvert qui les fasse disparaître d'une façon absolue et pour toujours sans nuire à l'épiderme. On ne peut qu'obtenir un soulagement temporaire. Mon Epilateur combine à la fois les éléments de tout ce qu'on a découvert pendant les années récentes, aussi son action est-elle extrêmement prompte. Une seule application suffit et, en moins de cinq minutes, il enlève tous les poils. Et s'il ne ne supprime pas complètement la croissance de ces gênantes végétations, du moins il l'entrave. Ordinairement, on fait une application de mon Epilateur toutes les cinq ou six semaines. Un flacon doit ainsi durer longtemps. Encore une observation : ne coupez ni rasez les poils, vous en augmenteriez la croissance.

La Poitrine

Une large expansion de la poitrine est nécessaire pour la bonne santé. Une poitrine creuse indique ordinairement des poumons faibles. Les maladies de poitrine peuvent souvent être évitées par l'expansion complète, normale, des poumons et l'absorption d'une large quantité d'air pur et frais. Certaines personnes atteintes de maladies de poitrine favorisent le mal au lieu de le combattre en s'enfermant et, par conséquent, en n'absorbant pas assez de cet air frais qui permet aux poumons de se dilater librement. Je conseillerai les exercices gymnastiques qui agissent sur la poitrine et les muscles abdominaux, surtout en plein air; la marche et la promenade à cheval sont particulièrement bienfaisantes. Enfin, une habitude à prendre et surtout à ne pas négliger, en vous levant le matin et avant de vous habiller, allez droit à la fenêtre, entr'ouvrez la bouche et aspirez assez d'air frais pour remplir les poumons; ensuite expirez lentement par les narines et par la bouche mi-close l'air aspiré; ayez soin de le faire très lentement. Respirez ainsi l'air frais quatre ou cinq fois chaque matin et vous constaterez rapidement une réelle amélioration dans votre santé. Il est bon également de masser la chair de la poitrine, d'abord avec la main droite, puis avec la main gauche. Levez les mains souvent en l'air par-dessus la tête; c'est un autre procédé qui agit aussi d'une façon logique et qui aide à la rationnelle dilatation de la poitrine. Placez une main sur la hanche, l'autre sur l'épaule opposée, près du cou, et respirez fortement plusieurs fois. S'il est possible, levez-vous de bonne heure, promenez-vous autour de votre chambre en robe de nuit, levant souvent les bras au-dessus de la tête. Ne vous courbez pas en vous asseyant, mais tenez les épaules droites.

Dormez avec peu ou sans oreiller. Suivez ce traitement pendant trois mois, et le bien-être que vous en ressentirez vous donnera la preuve de l'excellence de mes conseils.

Les heureux résultats obtenus valent bien la peine que l'on s'astreigne à ces petites exigences dont la santé et la beauté auront tout profit.

Les Cheveux

Une belle chevelure est un des dons les plus précieux de la nature. C'est aussi un des charmes dont les femmes se montrent fières, car il est le véritable diadème de la beauté parfaite. Mais peu de femmes donnent à leurs cheveux des soins suffisants, souvent par ignorance et faute de connaître les meilleurs moyens de les conserver.

L'artiste admire les cheveux bouclés; qui ne les admire pas!... Cependant les avis sont bien partagés quant à la nuance de la chevelure. Les uns préfèrent le blond doré qui fut glorifié par l'immortel Titien. D'autres admirent la brune aux cheveux foncés. A mon avis, je crois que les préférences générales ont raison de se manifester en l'honneur de la blonde, car cette nuance devient plus rare après chaque génération. Si les traits s'harmonisent avec le teint, la beauté de la brune est certainement la plus éclatante. Il y a des personnes qui n'aiment pas les cheveux gris ; pour ma part, j'admire sincèrement les cheveux gris fer ou gris blanc, et si mes cheveux devenaient gris je n'emploierais aucun moyen artificiel pour modifier leur teinte. La nuit on doit autant que possible laisser les cheveux entièrement libres, afin de faciliter la ventilation, cette sorte de respiration des tubes capillaires si nécessaire à leur croissance. On doit les brosser fréquemment. Les mères devraient apprendre à leurs enfants à compter de cent à cent cinquante coups, en brossant les cheveux, avant de se mettre au lit. Je conseille aux mères de ne pas faire couper les cheveux des enfants comme le prescrivent souvent les médecins, sous prétexte de les faire pousser. Car ceux qui poussent après cet inutile sacrifice sont trop souvent moins luisants et beaucoup moins fournis que les premiers. Si la peau de la tête est bien soignée et régulièrement entretenue, il n'est pas nécessaire de couper les cheveux.

Combien de très beaux enfants ont ainsi perdu les plus magnifiques chevelures, par la négligence de leurs mères!... Quand les cheveux paraissent vouloir se fendiller aux extrémités, s'effranger pour ainsi dire, on peut les couper juste au-dessus de la partie atteinte, mais pas plus. Les propriétés de mon Tonique pour les cheveux seront trouvées particulièrement avantageuses pour faire pousser la chevelure aussi bien que pour conserver le cuir chevelu.

Les Mains

S'il est rare de trouver quelqu'un avec des mains parfaites, tout le monde peut avoir les mains blanches et bien soignées. Les gens exerçant des travaux manuels, les astreignant à certaines contractions, à certains contacts rudes ou nuisibles, se trouvent naturellement moins favorisés pour conserver leurs mains en bonnes conditions; car celles-ci étant constamment exposées à des fatigues ou des contacts altérant leur beauté, n'ont pas le temps de se remettre avant d'être exposées de nouveau.

En lavant vos mains, ne les mouillez pas plus qu'il ne faut; l'excès d'eau froide et les savons forts leur sont pernicieux. S'il est possible, mettez de vieux gants en vous couchant, après avoir frotté les mains avec une huile adoucissante. Si vous n'avez à votre disposition que de l'eau pure pour vos ablutions, ajoutez-y un peu de borax. Cette lotion est excellente pour blanchir et adoucir les mains et elle n'offre aucun inconvénient.

Les Ongles

D'abord, tenez les ongles bien nettoyés; frottez-les légèrement à l'aide du savon et de la brosse, en observant de tenir la cuticule soigneusement en arrière afin de prévenir les envies, qui sont laides et douloureuses, et pour que l'on voie bien le croissant qui est considéré comme une marque de beauté; mais ne coupez pas de trop près la cuticule, car elle occasionnerait, à la longue, la formation d'une « crête » ou « marge » qui constitue une réelle défectuosité.

Les Fards

Les aides dont on recherche l'appui pour obtenir la fraîcheur et la beauté, rendre l'extérieur séduisant, améliorer, conserver le teint ou faire disparaître des défectuosités du visage, sont appelés « Fards ».

Chez les anciens, l'usage des fards était connu. Il donna lieu à d'importantes études; les traités concernant leur composition et leurs emplois sont assez nombreux. Ce sujet aussi intéressant qu'utile a inspiré de grands écrivains modernes qui, dans les diverses publications ont scrupuleusement étudié chaque détail de leur préparation et leur usage. L'art de se servir des fards peut être aujourd'hui considéré comme une science exacte. Je crois, je suis même sûre, que l'abus des fards les a fait détester par la généralité des hommes. J'ai dit l'abus, car quand les fards sont discrètement et habilement appliqués ils motivent plutôt l'admiration que la critique. Pour cette raison je conseille l'abandon complet des fards à moins qu'on ne les emploie qu'avec discrétion.

Le Rouge

Le rouge est une nécessité pour la toilette d'une dame, mais on ne devrait user que de celui qui a été savamment préparé par un dermatologiste expérimenté. Dans la composition du rouge à bon marché vendu chez les droguistes et autres, il entre trop souvent des substances nuisibles à la peau et qui l'abîment au lieu d'embellir le teint.

Du rouge pur ne peut jamais être acheté bon marché, car sa base principale doit être la cochenille. Couleur précieuse obtenue par le traitement des corps desséchés d'insectes hémiptères, si petits qu'il n'en faut pas moins de 70,000 pour produire une livre. La cochenille se trouve le plus fréquemment dans une espèce de chêne, dans le Levant, la Grèce, la Palestine, la Perse, etc. Aux temps bibliques, bien avant Moïse, on s'en servait pour faire une teinture. La meilleure sorte vient du Mexique, où l'insecte se trouve sur les nopals et les cactus. C'est de ce pays qu'il fut introduit en Europe peu après la découverte de cette contrée par les Espagnols. Aujourd'hui il est cultivé dans plusieurs pays, mais celui du Mexique maintient toujours sa supériorité. Mon rouge est fabriqué de la cochenille obtenue dans le district d'Oajaca, au Mexique, la meilleure qualité connue, et, mélangée avec certaines substances inoffensives, elle donne aux joues, aux lèvres et aux ongles une couleur naturelle. Aucun résultat fâcheux n'est à redouter de son emploi.

La Poudre

Je sais parfaitement que l'on compte par centaines le nombre des différentes espèces de poudres qui sollicitent la coquetterie et dont quelques-unes contiennent du plomb et d'autres matières minérales produisant des effets déplorables sur les tissus de la peau. Ces mixtures, vendues sous l'appellation très sonore de Blanc de perle, etc., se composent principalement de craie préparée ou fleur de riz, oxyde de zinc, bismuth, et d'autres substances délétères. Ma poudre pour la figure ne contient aucune de ces matières nuisibles et par conséquent on peut s'en servir librement sans crainte d'abîmer la peau la plus tendre. Elle ne laisse aucune trace, tant elle est impalpable et légère ; on ne la voit même pas sur la figure la plus claire, mais elle donne au visage le velouté de la pêche.

LOTION RUPPERT POUR LES MAINS

Adoucit et blanchit les mains; guérit et empêche les gerçures, malgré l'exposition à l'air; maintient les mains en condition parfaite. Prix : le flacon (portant la signature de Mme Anna Ruppert). **6** francs.

SAVON RUPPERT POUR LA PEAU

Ce savon ne contient aucune lessive, n'est pas un savon bouilli, mais une combinaison d'huile d'amandes et de cire. C'est le seul savon fabriqué avec de semblables ingrédients. Peut servir comme dentifrice, n'ayant pas de goût. Garanti pour ne pas gercer la peau la plus délicate. La barre, **1** fr. **50**; trois barres, **4** fr. Vendu en enveloppes portant la signature de Mme Anna Ruppert.

Pour les dames qui se servent de fards, j'ai fabriqué le suivant, qui est absolument inoffensif :

ÉMAIL DE NACRE RUPPERT

Un liquide qui donne à la peau la beauté de la jeunesse, qui n'est produite par aucune autre préparation connue. C'est le fard le plus élégant pour chez soi et dehors, dans la journée et la soirée. Ne contient aucun plomb, poison, ni substances dangereuses. — Prix : le flacon (instructions avec la signature de Mme Anna Ruppert), **6** francs.

POUDRE RUPPERT POUR LA FIGURE

Donne à la peau une apparence de velours et ne contient absolument ni plomb ni bismuth. Cette poudre est diaphane, ne se voit pas, mais produit l'effet désiré. En couleurs rose, blanche et crème. Prix de la boîte (portant la signature de Mme Anna Ruppert). **3** fr. **50**.

ROUGE RUPPERT

Donne aux joues, lèvres et ongles une couleur naturelle ; est inoffensif et parfait. Prix : le flacon (portant la signature de Mme Anna Ruppert), **3 fr. 50**.

POUR FAIRE DES COMMANDES DE LOIN

Toutes mes préparations seront expédiées dans n'importe quelle partie du monde, bien emballées sous enveloppe blanche contre le montant des prix. Port payé en France et le Royaume-Uni pour toute expédition ; ailleurs, le port est à la charge de l'acheteur. Envoyer mandat-poste ou chèque par lettre recommandée.

17, rue de la Paix
et
89, Regent Street

Anna Ruppert

SPÉCIALISTE POUR LE TEINT.

N. B. — Mme Anna Ruppert désire rappeler encore à ses clientes que toutes correspondances et communications sont *absolument confidentielles et que les noms ne sont en aucun cas divulgués.*

Dans chacune de ses succursales, les directrices ont été stylées et enseignées par Mme Ruppert elle-même, ce qui les met à même de répondre à toute question.

On trouve toutes les spécialités de Mme Ruppert aux adresses suivantes ; 17, rue de la Paix, Paris ; 89, Regent street, London ; 8, King street, Manchester ; 124, Western Road, Brighton ; 3a, Shandwich place, Edimbourg ; 7, Cherry st., Birmingham ; 26, Calle Fontanella, Barcelone ; Sydney, Australie, etc., etc.

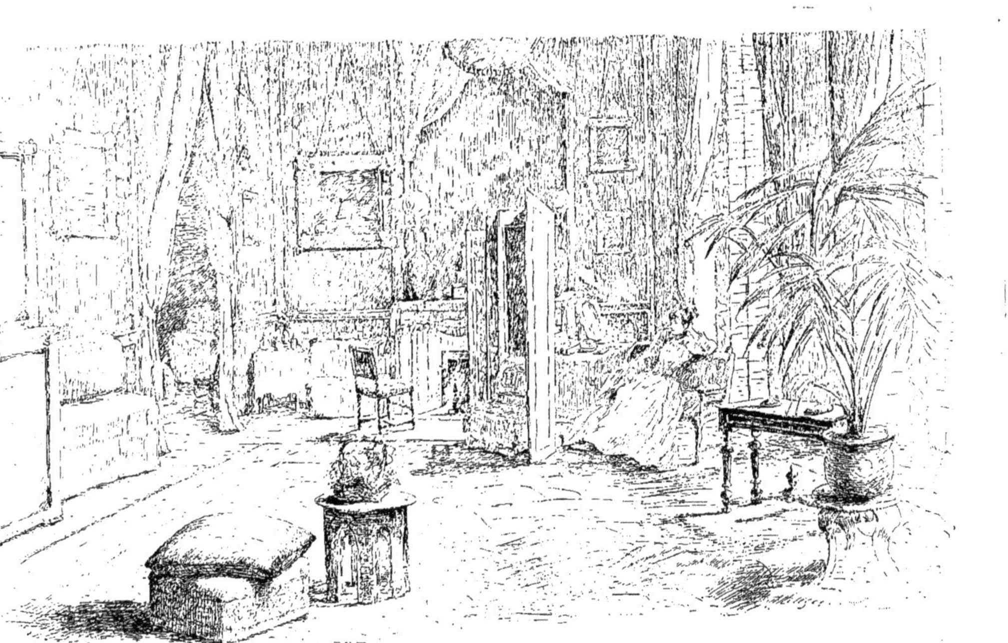

Salon de réception, 17, rue de la Paix, PARIS

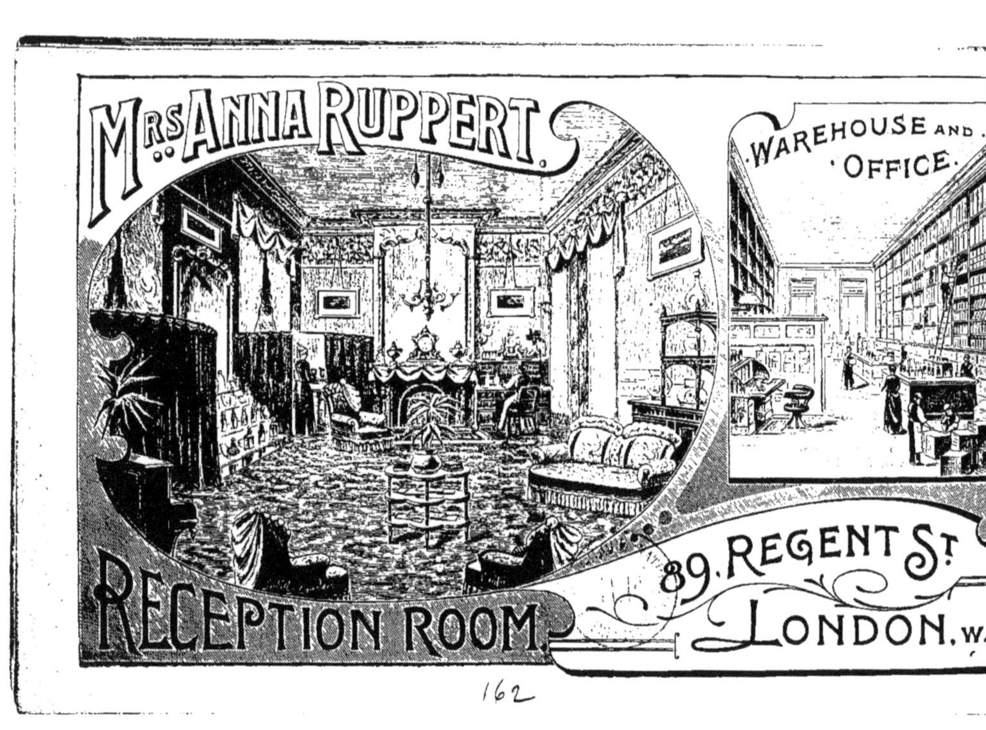
Mrs Anna Ruppert.
Warehouse and Office.
Reception Room.
89. Regent St
London. W.

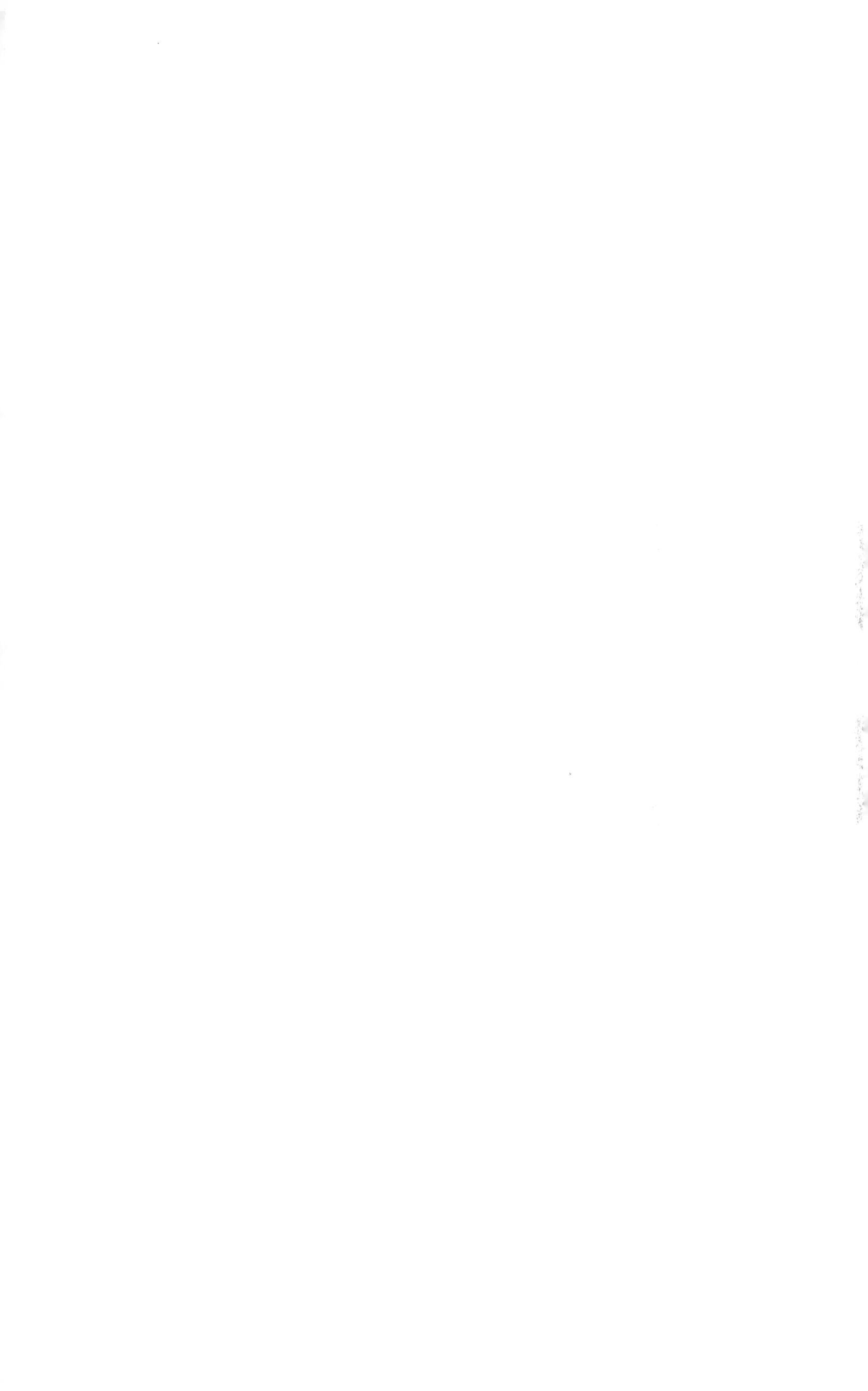

www.ingramcontent.com/pod-product-compliance
Ingram Content Group UK Ltd.
Pitfield, Milton Keynes, MK11 3LW, UK
UKHW021024200726
13857UKWH00004B/1571

9 782012 463226